Reinhold Ebertin
Grundlagen der kosmobiologischen Heilkunde

Reinhold Ebertin

Grundlagen der kosmobiologischen Heilkunde

Ebertin Verlag · Freiburg im Breisgau

CIP-Titelaufnahme der Deutschen Bibliothek

Ebertin, Reinhold:
Grundlagen der kosmobiologischen Heilkunde / Reinhold Ebertin. – 4. Aufl. – Freiburg im Breisgau: Ebertin, 1989
ISBN 3-87186-052-2

4. Auflage 1989
ISBN 3-87186-052-2
© 1978 by Ebertin Verlag, Freiburg im Breisgau.
Alle Rechte vorbehalten.
Druck und Bindung: Rombach GmbH, Druck- und Verlagshaus, Freiburg im Breisgau.
Printed in Germany

YANG UND YIN

Der Mensch ist an die Gesetze der Erde gebunden, die Erde ist den Gesetzen des Himmels eingefügt, der Himmel folgt dem Gesetz des Unergründlichen.
Chinesische Weisheit.

Himmel und Erde werden in den Mythen als ein Urpaar bezeichnet, als eine Einheit, die aber getrennt worden ist. Dabei wird der Himmel als der Obenliegende als männlich und die Erde als die darunter Liegende als weiblich angesehen; man spricht auch heute noch vom Vater Himmel oder Himmels - vater und von der Mutter Erde oder Erdmutter. In der ägyptischen Mythologie ist es umgekehrt. Im späteren Christentum spricht man sowohl vom Himmelsvater oder "Vater im Himmel" wie auch von MARIA als der " Himmelskönigin".

In China betrachtete man den Himmel als YANG und die Erde als YIN. Die beiden Begriffe YANG und YIN sind als Ausgangspunkte für eine kosmische Weltbetrachtung und auch für die Heilkunde auf kosmischer Grundlage anzusehen.

In China galt der Himmel = YANG als der Erzeuger aller Erscheinungen und aller Wesen auf der Welt, als die größte Kraft oder die oberste Gottheit 1), die Erde = YIN dagegen als die vom Himmel Empfangende oder auch Gebärende.

Hier handelt es sich um Erkenntnisse, die 5000 Jahre zurückreichen, die aber auch mit der modernen Wissenschaft in Einklang zu bringen sind. Für die Monatsschrift "Mensch im All" 2) stellte der bekannte Astronom B. H. BÜRGEL bereits für April 1937 einen Beitrag "Astrologie und Höhenstrahlung" zur Verfügung, worin er erklärte, daß es zwar unvorstellbar sei, daß die Gestirne direkte oder indirekte Einflüsse auf das Erdenleben ausüben, aber andererseits nicht bestritten werden kann, daß z. B. alles Irdische von der Sonnenstrahlung abhängt. Er kommt dann auf die seltsame Strahlung zu sprechen, die 1910 die beiden deutschen Forscher HESS und KOLHÖRSTER wie auch andere entdeckten, und die man als " Höhen - strahlung" bezeichnete. "Man erkannte, daß es sich um die winzigsten Grundbausteine der die ganze Welt aufbauenden Materie handelt, um die Grundbestandteile der Atome, die man Protonen, Elektronen, Positronen, Neutronen nennt, und die sich in der Hauptsache durch ihre verschiedene elektrische Ladung unterscheiden. Man stelle sich einen ununterbrochenen Hagel, ein ununterbrochenes Bombardement allerwinzigster Geschosse vor, die, aus dem Weltraum kommend, die Erde und alle ihre Bewohner treffen. Aber so winzig diese Teilchen sind, sie haben eine erstaunliche Energie, die sie befähigt, Stahlwände zu durchdringen, Bleimassen von über hundert Meter Mächtigkeit zu durchschlagen, und das Felsmaterial über tiefsten Bergwerkschächten langt nicht aus, um diese Geschosse abzuschirmen. " BÜRGEL schließt dann mit den Worten:"Eine sehr interessante Perspektive ! - Wir verstehen durchaus, wenn hier die Astrologen einhaken und sagen, daß so die modernste Wissenschaft Beweise dafür erbringe, daß fernste Gestirne Kräfte aussenden, die in irdisches Geschehen eingreifen. So manches Wenn und Aber ist auch da angebracht, aber hier finden sich Brücken zwischen Glauben und Wissen!" - Heute spricht man von der Kosmischen Strahlung, über die bereits viele Untersuchungen angestellt und umfangreiche Werke geschrieben worden sind.

Wir wollen aber zunächst zu der alten Auffassung von YANG und YIN zurückkehren. Nach den Ausführungen von BÜRGEL ist es wohl zu verstehen, wenn man dem "Himmel über uns" auf Grund dieses "Bombardements" das positive YANG und der "empfangenden Erde" YIN zuschreibt. Die beiden Begriffe YANG und YIN müssen wir für unsere Untersuchung auch weiterhin beibehalten, weil es in keiner anderen Sprache Worte gibt, die den Inhalt der Begriffe YANG und YIN besser wiedergeben können.

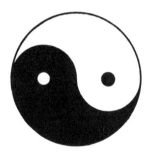

Abb. 1   YANG und YIN

YANG und YIN werden symbolisch dargestellt durch einen Kreis, der durch eine Wellenlinie geteilt ist (Abb. 1). Dieses Bild ist so zu verstehen, daß YANG und YIN keineswegs Gegensätze sind, sondern daß sie innerhalb des Raumes sich ergänzen oder ineinanderfließen, zusammen also immer eine Einheit bilden. Denn es kann in einem Falle das YANG- und im anderen das YIN-Prinzip überwiegen. Ist die Harmonie gestört, so ist es möglich, z. B. eine YIN-Krankheit durch YANG-Mittel oder -Behandlung zu heilen, und das Gleichgewicht im Körper wieder herzustellen.

Die beiden Bezeichnungen enthalten als wesentlichen Unterschied die Vokale A und I, die wir als Unterscheidungsmerkmale ansehen können. Das A ist der Anfangsbuchstabe von außen, die Kraft ist hier nach außen gerichtet und betrifft auch die Außenmenschen. I ist der Anfangsbuchstabe von innen bzw. Innenmenschen, die Kraft ist hier nach innen gerichtet. In Abb. 2 ist die nach außen gerichtete Zentrifugalkraft und in Abb. 3 die nach innen gekehrte Zentripetalkraft schematisch dargestellt.

YANG entspricht dem Vertikalen, Senkrechten, YIN dem Horizontalen, Waagrechten (Abb. 4. 5), aus der Verbindung beider Richtungen ergibt sich das

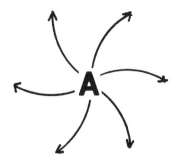

Abb. 2. YANG = zentrifugal   Abb. 3 YIN = zentripetal

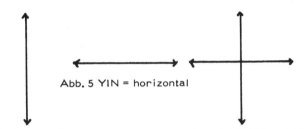

Abb. 5 YIN = horizontal

Abb. 4   YANG = vertikal   Abb. 6   YANG und YIN
                                                 vereint im Kreuz

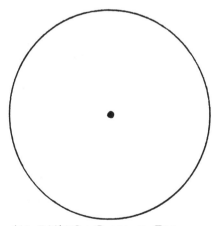 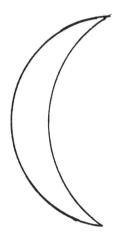

Abb. 7 YANG = Sonne = Tag   Abb. 8. YIN = Mond = Nacht

Kreuz (Abb. 6). YANG entspricht dem Tag, YIN der Nacht. Tagsüber ist der Mensch tätig, er bewegt sich aufrecht, nachts ruht der Mensch in der YIN-Lage. Er ist daher auch nachts stärker der kosmischen Strahlung ausgesetzt, er ladet nachts die Energien auf, die er tags über ausgibt. Abb. 7. 8.

Man kann YANG auch darstellen durch ein aufrechtstehende Dreieck, YIN dagegen durch ein Dreieck mit der Spitze nach unten. (Abb. 8, 9) Vereinigt man beide Dreiecke, so ergibt sich daraus der Sechsstern als ein Symbol der Vereinigung von positiven und negativen, von männlichen und weiblichen Kräften.

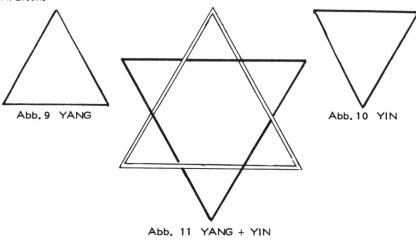

Abb. 9 YANG

Abb. 10 YIN

Abb. 11 YANG + YIN
= Sechsstern

In Bezug auf die Farben bezeichnet YANG die leuchtenden und warmen, dagegen YIN die dunkleren und kalten Farben. Die anderen Farben stellen die Mittelwerte zwischen YANG und YIN dar.

YANG ------- rot, orange, grün, blau, indigo, violett -------- YIN

Weitere Gegenüberstellungen:

YANG

Das Männliche,
das Befruchtende,
das Zusammenfassende,
die gezielt eingesetzte Kraft,
das Ordnende,
die Zeit,
der Tag,

YIN

Das Weibliche,
das Empfangende, Gebärende,
das Auflösende,
die zerstreute, fehlgeleitete Energie,
das Ungeordnete,
der Raum,
die Nacht,

YANG	YIN
der Sommer,	der Winter,
das Trockene,	das Feuchte,
das Salzige,	das Süße, die Säure (Zucker verwandelt sich im Körper in Säure),
das Positive,	das Negative,
das Feste,	das Lockere,
das Harte,	das Weiche,
das Schwere,	das Leichte

Diese Reihe ließe sich beliebig fortsetzen.

YANG und YIN sind keine feststehenden Begriffe oder Anlagen, sondern sie lassen sich jeweils durch das eine oder andere verändern. Dabei spielen Nahrungs- und Heilmittel eine große Rolle. Gehalt und Stärke derselben sind dabei verschieden; daher werden die Werte in Zahlen angegeben, die aber nur als eine Orientierungshilfe angesehen werden können.

Gemüse

Chicoree (1)
Endivien (1)
Feldsalat, Rapunzel (1)
Huflattigwurzel (2)
Kohlrüben (1)
Knoblauch (1)
Kopfsalat, tief wurzelnder (1)
Lauch (1)
Löwenzahnblätter (1)
Löwenzahnwurzel (3)
Mairüben (1)
Meerrettig (3)
Mohrrübe, gelbe Rübe (2)
Petersilienwurzel (1)
Selleriewurzel (1)
Radieschen (1)
Rettig, schwarz u. weiß, (1)
Schwarzwurzel (2)
Zwiebel, gelbe und rote, (1)

Artischocken (2)
Blumenkohl (1)
Erbsen (hochwachsend) (2)
Fenchelstengel (1)
Grünkohl (1)
Grüne Buschbohnen (1)
Gurke (3)
Kartoffeln (1-4)
Kohlrabi (1)
Niedrige grüne Erbsen)(1)
Paprika (5)
Rotkohl (1)
Sauerampfer (1)
Sellerieblätter (1)
Spargel (3)
Spinat (1)
Tomate (3)
Topinambur (1)
Wachsbohnen (1)
Weißkohl (1)
Zuckererbsen (2)

Früchte

Äpfel (2)
Aprikosen (2)
Erdbeeren(Garten) (1)

Ananas (4)
Apfelsine (3)
Banane (3)

YANG	YIN
Erdbeeren (Wald) (2)	Birne (3)
Himbeeren(Wald) (1)	Dattel (3)
Johannisbeeren (1)	Feigen, frisch, (4)
Kirschen (2)	Melonen (2)
Maronen (2)	Pampelmusen (2)
Preißelbeeren (1)	Pfirsich (2)
Stachelbeeren (1)	Weintraube (3)
	Zitrone (2)

Wenn die Früchte getrocknet sind, also nicht mehr soviel Flüssigkeit enthalten(YIN), bekommen sie mehr YANG-Charakter.

Fleisch

Ei, befruchtet (3)	Aal (4)
Fasan (3)	Austern (3)
Geflügel (1)	Hummer (1)
Hase (1), ebenso Kaninchen	Karpfen (1)
Hecht (1)	Schwein (4)
Hering (3)	Tintenfisch (2)
Krabben (2)	
Krebs (1)	
Kaviar (3)	
Kalb (1)	
Lachs (2)	
Makrele (2)	
Reh, Hirsch (2)	
Rentier (3)	
Rind (1)	
Sardinen (2)	
Schaf (1)	
Sprotten (3)	
Thunfisch (1)	

Fette, Öle

Bucheckernöl (1)	Butter, Süßrahm (4)
Mohnöl (1)	Butter, natürlich gesäuert (3)
Rapsöl, rein (1)	Erdnußöl (1)
Reisöl (1)	Kokosfett (2)
Sojaöl (1)	Koskosfett, gehärtet (3)
Sesamöl (2)	Margarine, gehärtet (3)
Sonnenblumenöl (1)	Margarine, nicht gehärtet (2)
Weizenöl (1)	Olivenöl (1)
	Palmfett (2)
	Rindertalg (5)
	Schweineschmalz (4)

YANG	YIN
	Getränke
Alkohol als Medizin (3)	Bier (2)
Birkenblättertee (2)	Chin. oder russ. Tee (2)
Gingsingtee (3)	Champagner (3)
Rhododendrontee (2)	Bohnenkaffee (5)
Salbeitee (2)	Fruchtsaft, ungezuckert (2)
Tausenguldenkrauttee (2)	Fruchtsaft, gesüßt (4)
Thymiantee (2)	Mineralwasser (2)
Wermuttee, Beifußtee (3)	Kakao (5)
	Quellwasser (2)
	Mineralwasser (2)

Milchprodukte

Camembert (2)	Buttermilch (1)
Frischmilchkäse (2)	Joghurt (2)
Molkenkäse (2)	Kefir (2)
Quark (1)	Molke (2)
Roquefort (2)	Sahne, süß (3)
Schweizerkäse (2)	Sahne, sauer (3)
Ziegenkäse (3)	Saure Milch (2)
	Vollmilch (1)

Weitere Nahrungsmittel

Honig (3)
Rohrzucker (4)
Zucker, weiß (5)
Sirup (3)

Durch entsprechende Behandlung lassen sich die Nahrungsmittel in der Richtung nach YANG oder YIN umformen oder verstärken, sogar ins Gegenteil verkehren. Durch Erwärmen, Kochen, Backen, Rösten, Trocknen, Verdunsten, Salzen und Würzen mit Bitterstoffen bekommen die Lebensmittel mehr YANG-Charakter. Durch Abkühlung, Anreicherung mit Flüssigkeit, Zusatz von sauren oder süßen Stoffen, Würzen mit stark aromatischen Kräutern oder Gewürzen (die aber nicht bitter sind), durch Reiben, Zermahlen und auch durch Gärung bekommen die Lebensmittel mehr YIN - Charakter. Je wässriger die Stoffe sind, umso mehr YIN, je trockener, umso mehr YANG haben sie. Wenn ein Getreidekorn ins Wasser gelegt wird, wird es zu YIN, wenn Nahrungsmittel mit Zucker gesüßt werden, macht man sie zu YIN.

Der menschliche Körper

Der Mensch als Einheit ist ebenfalls eine Zusammensetzung aus YANG und YIN. Die rechte Körperseite ist YANG, die linke ist YIN, denn die rechte Seite ist bei den meisten Menschen die aktivere. Wenn sich der Mensch in einer Abwehrstellung befindet, hält er die linke Hand zur Abwehr (YIN) vor das Gesicht und erhebt den rechten Arm zum Schlag oder Stoß (YANG).

Nach RILLING (5) ergeben sich schon rein anatomisch Unterschiede. So ist z. B. das linke Herz kräftiger entwickelt, der linke Pfortaderanteil ist länger als der rechte, die linke Niere ist größer als die rechte, der linke Harnleiter ist länger, die linke Lungenspitze wird häufiger von Tuberkulose befallen als die rechte usw. RILLING hat auch nach experimentellen Untersuchungen gefunden, daß die linke Gesichtshälfte durch Erlebnisse weniger Veränderungen unterworfen ist als die rechte. "Die rechte Gesichtshälfte ist Trägerin des individuellen, dem Leben zugewandten Ausdrucks, sie vermittelt zudem die verborgenen Charakterzüge, die vom Unbewußten des Menschen geprägt sind. " - " Nach alten Vorstellungen und Erfahrungen ergeben sich auch Zusammenhänge mit der Erbmasse, und zwar verkörpert sich in der rechten Seite die väterliche Linie, in der linken Körperseite mehr die mütterliche Ermasse. "

Für die einzelnen Organe gibt RILLING folgende Übersicht:

YANG	YIN
Dickdarm	Lungen
Magen	Milz-Bauchspeicheldrüse
Drei-Erwärmer	Kreislauf - Sexualsphäre
Dünndarm	Herz
Gallenblase	Leber
Blase	Nieren

Als besonders wichtig wird die Gallenblase angesehen (4). Sie ist das Organ, das als besonders rein gilt, denn es enthält nur Galle, während in den anderen Organen auch Abfallstoffe enthalten sind oder durchgeschleust werden. Die Chinesen sagen, ein tapferer Mensch habe auch eine kräftige Gallenblase, ein furchtsamer Mensch nur eine schwache. Wir werden später sehen, daß die Galle dem Mars zugeordnet ist, sodaß also eine kräftige Gallenblase auch einem stark gestellten Mars im Kosmogramm entsprechen dürfte. Die Beziehung zwischen Dickdarm und Lunge bestätigt sich durch häufige Darmverstopfungen bei Erkrankung der Lunge durch Erkältung. Entwickelt sich Hitze im Dickdarm, zeigt sich oft ein trockener Reizhusten. Ähnliche Beziehungen ergeben sich zwischen anderen Organen.

Charakter - und Konstitutionstypen

Das YANG-YIN-Prinzip finden wir auch in den modernen Typenlehren wieder, in den Schmal- und Rundwüchsigen, den hochaufgeschossenen Schlanken und den kleinen Dicken. Nachstehend ein kleiner Auszug aus der reichhaltigen "Synoptischen Konstitutionstabelle" nach SCHULTE-KUHLMANN, die ebenfalls in dem Buche von RILLING enthalten ist(5).

Konstitutionstabelle

Ursprung, Autoren	Breite Typen	Schmale Typen
Altchines. Medizin	YANG - Typ	YIN - Typ
Altindische Vorstellungen ca. 500 v. Chr.	Elefantenkuh (für Frau gebraucht)	Gazellentyp
Cervantes (1605)	Sancho Pansa	Don Quichotte
Carus (1856)	Plethorische Konstitution m. bevorzugter Entwicklung d. Ernährungsorgane	Cerebrale, sensible asthenische Konstitution
Huter (1880)	Ernährungsnaturell	Empfindungsnaturell
Kretschmer (1921)	Pyknisch, Zyklothymiker	Leptosom(Astheniker) Schizothymiker
Stockard (1923)	Quertyp, lateraler Typ	Längstyp, linearer Typ
Curry (1949)	Warmfrontempfindlicher W-Typ	Kaltfrontempfindlicher K-Typ
Rilling (1957)	Plus-Typ	Minus-Typ

Eine solche kurze Übersicht kann nur allgemeine Hinweise geben, wer tiefer eindringen will, wird ohne gründliches Studium des reichhaltigen Werkes von RILLING (5) nicht auskommen.

Beim Studium jeder Typenlehre wird man feststellen, daß es reine Typen nicht gibt, sondern man wird bei dem einzelnen Menschen immer nur beobachten, daß er mehr zu diesem oder jenem Typ neigt.

YANG und YIN im Tierkreis

Im zwölfteiligen Tierkreis unterscheidet man YANG und YIN nur unter anderen Bezeichnungen. Schon CLAUDIUS PTOLEMAEUS (ca 200 n. Chr.) schreibt in seinen "Tetrabiblos", über "männliche" und "weibliche" Zeichen: "Außer diesen Bestimmungen (über die verschiedene Art der Zeichen) werden sechs Zeichen als männliche und Tagzeichen und ebensoviele der weiblichen Natur und der Nacht zugesprochen. Ihre Reihenfolge ist eine ununterbrochene, wie dem Tag die Nacht angefügt ist, und eine Vereinigung männlichen und weiblichen Wesens naturnotwendig ist. Nehmen wir also unseren Ausgang vom Widder aus Gründen, die ich oben erwähnt, wie auch der männliche Herr stets voranstehen muß, da alles Tatkräftige dem Passiven vorausstürmt, so sind Widder und Waage männlich und gehören dem Tage. Das ergibt sich aus dem Umstande, daß der Äquator, der durch sie beschrieben wird, die ursprünglichste und kraftvollste Regung alles Lebendigen hervorbringt. Von diesen aus folgt dann in fortlaufender Reihe dem männlichen ein weibliches Zeichen. - " (16)

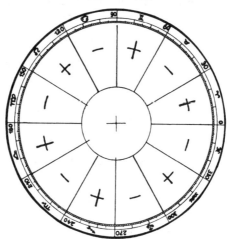

Abb. 12 Verteilung der positiven und negativen Zeichen

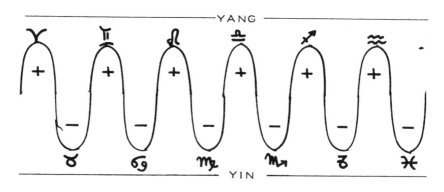

Abb. 13. Der Wechsel der YANG - und YIN - Zeichen im Tierkreis

KOSMOSOPHISCHE GRUNDLAGEN

Die vorchristliche Astrologie machte "einen bewundernswert kühnen Versuch, die Welt als ein Ganzes, als eine einzige große Einheit zu deuten; und sie fügt auch den Menschen in diese große Gemeinsamkeit ein, die alles Lebendige gesetzlich bindet," (BOLL, 17). Aus diesem Grunde ist auch die Verbindung zwischen Kosmos und Bios nicht allein mit wissenschaftlichen Mitteln zu erfassen, sondern sie liegt tiefer, sie ist Philososophie, sie ist Religion, sie ist Verbindung mit dem Schöpfer, mit Gott. Diese Anschauung war Allgemeingut der Menschheit und ist bei Völkern aller Kontinente zu finden, und - sie hat sich gerade auf dem Gebiet der Heilkunde bis in unsere Zeit - wenn auch nur bei einem kleinen Teil der Menschen - erhalten, sie lebt aber auch unbewußt fort in den Religionen, die alle auf einen kosmischen Ursprung zurückzuführen sind.

Die drei Grundsäfte

In der tibetanischen und der indischen Medizin liegt eine Dreiteilung der physiologischen Vorgänge des Organismus vor, die kein rein empirisches Ergebnis sein kann, sondern nur eine Konsequenz der durch sie vorausgesetzten metaphysischen Dreiteilung des Seins selbst. (18)

Das erste von den drei Prinzipien heißt CHI =Luft, Wind. Es ist aber keine Luft, sondern die das All begründende und durchdringende Vernunft, Idee oder Gesetz. (Dr. Badmajeff, 18).

Das zweite Prinzip heißt SCHARA = Galle (Gelbes), es ist aber keine Galle, sondern das den Kosmos beherrschende und bewegende Prinzip jeglicher Aktivität und Mächtigkeit, das Tat- oder Aktprinzip.

Das dritte Prinzip heißt BADGAN= Wasser(Schleim), es ist aber auch wieder kein Wasser, sondern es ist das tragende Prinzip, das sich passiv verhält und von den anderen Prinzipien mit bestimmt und gestaltet wird.

Es würde zu weitführen, eine grundlegende Betrachtung über diese drei Prinzipien fortzusetzen. Hinsichtlich der Heilkunde kommt es darauf an zu wissen, daß diese drei Prinzipien auf die "Säfte des Körpers" übertragen werden und daß eine Störung des Gleichgewichts derselben zu Disharmonie und Krankheit führt. Eine Kurzfassung führt zu folgender Übersicht:

Der Wind ist trocken, kalt, leicht, fein, beweglich, klar und rauh.
Die Galle ist fettig, heiß, scharf und flüssig.
Der Schleim ist schwer, kalt, mild, ölig, süß, fest und schleimig.

Durch Heil - oder Nahrungsmittel mit entgegengesetzten Eigenschaften können die Grundsäfte wieder in ein harmonisches Verhältnis zueinander gebracht werden. Mitunter wurde auch schon das Blut als vierter Bestandteil erwähnt. Diese Auffassung aus dem asiatischen Raum ist wahrscheinlich nach dem Westen gelangt und dann zur Grundlage der griechischen

Humoral - Pathologie

ausgebaut worden. Darunter versteht man - kurz gesagt - die Lehre, die alle Krankheiten auf eine fehlerhafte Beschaffenheit der Körpersäfte zurückführt. Die Grundlagen wurden von den griechischen Philosophen und Ärzten entwickelt und zwar in Verbindung mit den Urelementen, die sich in der Astrologie bis in die Kosmobiologie und moderne Psychologie erhalten haben.

Die vier Elemente

Die Grundlagen der heutigen Wissenschaft gehen zum großen Teil auf die Erkenntnisse der griechischen Philosophen im ersten Jahrtausend vor unserer Zeitrechnung zurück. Wer erinnert sich nicht an die Mathematikstunden seiner Schulzeit, wo mehrfach die Lehrsätze des THALES besprochen wurden, der 625-545 v. Chr. lebte.

In der damaligen Zeit erlebte die Menschheit eine gewaltige geistige Wende. Im indischen Brahmanismus erstrebte man die Befreiung der Seele aus dem Kreislauf der Seelenwanderung durch Vereinigung mit der Weltseele. (670-660). König ASSURBANIPAL ließ um 650 v. Chr. eine große Tontafelbibliothek in Ninive anlegen, worin sich auch Abhandlungen über Astrologie und Heilkunde befanden. Die griechische Stadt Milet an der Küste von Kleinasien wurde zum Mittelpunkt aller Lehren, die aus dem fernen Osten kamen. In Jerusalem wurde der alte Jahwe-Kult wieder eingeführt, um die babylonischen Kulte zu verdrängen. Der "Turm zu Babel" wurde erbaut. Die Gelehrten der damaligen Zeit erkannten bereits den Widerspruch zwischen Glauben bzw. Religion und Wissen, und THALES erkannte, daß allein

im Kosmos die Harmonie gefunden werden kann.

THALES war ein weitgereister Kaufmann, suchte aber auch in die Weisheit der Ägypter einzudringen, maß die Höhen der Pyramiden nach ihrem Schatten, lehrte die Bedeutung des "kleinen Bären" für die Nachtfahrt der Schiffe, sagte bereits 585 v. Chr. eine Sonnenfinsternis voraus. Er wurde unter die sieben Weisen der damaligen Welt gerechnet und galt als Begründer der Philosophie. Von ihm stammt das Wort "Erkenne dich selbst!", das später über den Eingangstempel von Delphi geschrieben wurde, das SOKRATES als die Vorbedingung aller Tugend und LESSING als den Mittelpunkt aller Weisheit ansah.

Auch ANAXIMANDER (611-545) von Milet wurde als Begründer der Philosophie angesehen; er schrieb das erste philosophische Buch "Die Natur" und bezeichnete das Grenzenlose als die Ursache alles Seins. Aus diesem scheiden sich das Feste und Flüssige, Kalte und Warme, bzw. die Urelemente Erde (fest), Wasser (flüssig), Luft (kalt) und Feuer (warm). Diese Lehre von den vier Urelementen ist bei den verschiedensten

Völkern der Erde mit geringen Abweichungen anzutreffen. Mehrfach wird noch ein fünftes als ein alle anderen verbindendes Element hinzugefügt. Dieser Gedanke ist auch beim dritten Philosophen von Milet ANAXIMENES (585-525 v. Chr.)anzutreffen, der die Luft als den Urstoff ansah:" Wie die Luft als unsere Seele uns zusammenhält, so umfassen Hauch und Luft die ganze Welt!"

HERAKLIT (540-480 v. Chr.) war aus königlichem Stamm. Er soll aber eine ihm angetragene hohe Priesterstellung ausgeschlagen und sich ins Gebirge in die Nähe eines Tempels zurückgezogen haben. "Ich habe mich selbst gesucht", sagte er und galt damit als der erste bekannte Individualist und Subjektivist. Er erkannte den "Kampf als Vater aller Dinge, "und den Ursprung alles Seins im Urfeuer, aus dem aber die anderen Elemente Wasser, Luft und Erde hervorgehen". Er betrachtete die Welt als in einer ständigen Umwandlung begriffen ("Alles fließt!"") und lehrte, daß die Welt nur durch das Denken erfaßt werden kann. Nur durch die Gesetze der Vernunft kann der Mensch die Heiterkeit der Seele gewinnen, die sein höchstes Glück ausmacht.

Die ausführlichste Abhandlung aus jener Zeit über die Urelemente sind in den Schriften von EMPEDOKLES (490-430 v. Chr.) enthalten. Er war Arzt und Philosoph in Agrigent(heute Girgenti) an der Südküste Siziliens. Er zog im Lande umher und wurde auf Grund seiner Kenntnisse oft wie ein Gott verehrt. Er lehrte, daß es ein Entstehen und Vergehen im eigentlichen Sinn nicht gibt, sondern nur eine Mischung und Entmischung, eine Verbindung und Trennung von unveränderlichen, unentstandenen und unvergänglichen Urstoffen oder Elementen, den "Wurzeln der Dinge": Feuer, Erde, Luft und Wasser. Diese Elemente werden geschaut durch die Elemente, Liebe durch Liebe, Haß durch Haß, das Gleiche durch das Gleiche. Hier ist bereits die Grundthese der Homöopathie von HAHNEMANN enthalten, daß

Gleiches durch Gleiches geheilt wird.
(Similia similibus curentur)

Im Gegensatz dazu lehrte ANAXAGORAS(500-428 v. Chr.), daß das Entgegengesetzte aufeinander einwirke, daß z. B. Fieber durch Abkühlung, Durchfall durch verstopfende Mittel geheilt werden muß, d. h. wir begegnen hier der Grundlage der Allopathie. So stehen sich die beiden Heilmethoden seit zweieinhalb Jahrtausenden gegenüber, jede hat ihre Erfolge und Niederlagen aufzuweisen. EMPEDOKLES sah aber hierin keinen Widerspruch, weil unseren Kosmos ein Pulsschlag durchzieht. Alle Elemente bleiben durch Eintracht verbunden.

Aus der Lehre der vier Elemente entwickelten sich die vier Temperamente des Menschen:

Der gallereiche Choleriker,
der schwarzgallige Melancholiker,
der blutreiche Sanguiniker,
der schleimreiche Phlegmatiker.

Diesen Elementen und Temperamenten wurden auch die vier Hauptfarben
Rot, Gelb, Weiß, Schwarz zugeordnet.

Seit EMPEDOKLES wurden die 4 Elemente und Temperamente zu einer
festen Grundlage der Seelen- und Heilkunde, und - sie haben sich bis in
unsere Zeit erhalten.

Der griechische Arzt HIPPOKRATES(460-377 v. Chr.), der als der "Vater "
der wissenschaftlichen Heilkunde gilt, stand noch stark unter dem Einfluß
des EMPEDOKLES. (Noch. heute verlangt man dem Arzt den "Eid des HIP -
POKRATES ab.)

HIPPOKRATES faßte den Menschen auf als ein Glied des Kosmos(12), der
beeinflußt ist von Wetter, Wind, Wasser, Nahrung und Örtlichkeit.Nun wirkt
aber im Körper die Heilkraft (Physis), welche die im Körper entstandene
schädliche Krankheitsmaterie durch Fieber kocht, reift und in den Krisen
zur Ausscheidung bringt. Die Ursachen der Krankheiten liegen darin, daß
einer der vier Säfte - Blut,gelbe Galle, schwarze Galle, Schleim - vor-
herrscht und zwar nach der Konstitution, die sich aus dem Vorherrschen
der einzelnen Säfte ergibt (Sanguiniker, Choleriker, Melancholiker, Phlegmatiker). Durch Schwitzen, Aderlaß, Abführen, Schröpfen versuchte da-
mals der Arzt das Gleichgewicht der Säfte wiederherzustellen, ohne den
Patienten mit Medikamenten zu plagen.

Erst zur Zeit des GALENOS von Pergamon (129-199 n. Chr.) wurde die
Wiederherstellung des Gleichgewichts im Körper durch Drogen, pflanzli-
chen oder tierischen Ursprungs versucht (11).

PARACELSUS (1493 - 1541) begründete durch die Vereinigung von Medizin und Alchemie eine neue Wissenschaft, die Jatrochemie .Aber die -
ser große Arzt an der Wende des Mittelalters zur Neuzeit behauptete immer noch, daß

kein Arzt einen Kranken erfolgreich behandeln könne,
wenn er nicht auch die Gestirnstellungen berücksichtige.

Elemente - Humores - Konstitution

Die allgemeine Anerkennung der uralten Lehren von YANG und YIN, von Elementen und Körpersäften und der daraus sich entwickelnden Konstitutionen ist mit darin zu erblicken, daß sich diese Lehren über 5000 Jahre erhalten haben. So finden wir diese auch in der "Psychologie" von Professor Dr. ANSCHÜTZ (13) vertreten. Aus seinem Überblick "Begriff und Tatsachenbereich des Temperaments" mögen einige Zeilen - als Abschluß des historischen Teils wiedergegeben werden:

"Während die Physiologie in ihren Anfängen bei den ionischen Naturphilosophen die Verschiedenheit der Menschen auf das jeweilige Vorherrschen eines der vier Elemente Feuer, Luft, Wasser und Erde zurückführt, erklären HIPPOKRATES und GALEN die Temperamente durch die vermeintlichen vier Hauptflüssigkeiten des menschlichen Körpers, die gelbe Galle (Cholos), die schwarze Galle (Melas Cholos), das Blut (Sanguis) und den Schleim (Phlegma). - Später führte man die Temperamente auf die Beschaffenheit des Blutes zurück und nennt das cholerische Temperament das warmblütige, das melancholische das schwerblütige, das sanguinische das leichtblütige und das phlegmatische das kaltblütige." -

" 1. Das cholerische Temperament äußert sich durch leichte Erregbarkeit zu starken Affekten, die sich aber nicht lange auf ihren Höhepunkten halten können, und daher in ihrem Einfluß auf das Handeln mehr stoßweise als nachhaltig wirken. Die Äußerungen des Gefühls sind oft scharf, bitter, verletzend. Es besteht Neigung zu aufbrausendem Zorn, weniger zu hingebender Liebe, aber nicht zur Unversöhnlichkeit. Der Choleriker hat starkes Selbstgefühl, er meidet kleinliche Geschäfte und pedantischen Gehorsam. Er ist leicht herrschsüchtig, ehrgeizig und zeigt momentane Kraftäußerungen. Er kann großmütig und aufopfernd, aber auch hart und stolz - egoistisch sein. Im allgemeinen ist er ernst, nur selten harmlos-freudig. Nach der negativen Seite treten u. U. Hochmut, Jähzorn, Verwegenheit und Tollkühnheit auf.

2. Der Phlegmatiker ist durch die Umständlichkeit und Schwierigkeit gekennzeichnet, mit der er alles aufnimmt, das er aber dann stur festhält. Er neigt zur Ruhe, läßt die Dinge an sich herankommen, liebt das Überkommene und ist konservativ. Er ist für behaglichen Genuß, pünktlich in seinen Geschäften, - wenn sie keine besonderen Ansprüche stellen. Er ist frei von Illusionen, regt sich nicht auf und ist besonnen, umsichtig, praktisch , zuverlässig, friedfertig. Andere läßt er gewähren, wenn sie ihn nicht stören, und er bewahrt immer das innere Gleichgewicht. Nach der negativen Seite treten Indolenz und Faulheit auf.

3. Den Sanguiniker zeichnet hochgradige Erregbarkeit aus, der jedoch die Tiefe fehlt. Er ist leicht beeindruckt, interessiert, angesprochen. Aber ebenso rasch wechselt seine Anteilnahme, so daß er sich zu anhaltender Tätigkeit nicht eignet. Er ist vergeßlich, leicht gerührt, gutmütig, unzuverlässig.

lässig. Er liebt heitere Gesellschaft, ist hilfsbereit, gibt Zusagen, ohne sie zu halten. Er macht harmlos dumme Streiche, gesteht sie ein, zeigt Reue und macht dasselbe bei nächster Gelegenheit wieder. Er ist überall Optimist, nimmt alles leicht, ist aber ebensowenig tiefem Glück wie tiefem Schmerz zugänglich. Leichtsinn, Zerfahrenheit, Zerstreutheit und Oberflächlichkeit können sein Bild ins Negative wandeln.

4. Der Melancholiker ist für leichte und oberflächliche Eindrücke nicht empfänglich. Ist er aber angesprochen, dann wird er innerlich auf längere Zeit ergriffen. Wenn ihn Leidenschaften erfassen, dann schlagen sie in ihm tiefe Wurzeln und bestimmen seine Gemütslage. Nach außen hin ist er im allgemeinen vorsichtig, oft mißtrauisch. Er ist ernst, fast trübsinnig, um die Zukunft besorgt, oft geizig und kleinlich. In Liebe und Freundschaft ist er treu, der Eifersucht ist er zugänglich. Arbeitsamkeit, Pünktlichkeit, Gewissenhaftigkeit zeichnen ihn aus. Seine Ansprüche an andere sind entsprechend. Er nimmt schwer und bedächtig auf, bleibt dann aber konsequent. Er meidet laute Vergnügungen und sucht die Einsamkeit, den Umgang mit der Natur, den Verkehr nur mit guten Freunden. Im Extremen kann er zum Menschenhasser werden und in Schwermut verfallen. "

Während man unter T e m p e r a m e n t die Veranlagung des Menschen hinsichtlich der Art und Weise, der Stärke und des Ablaufs der geistigen, insbesondere der gefühlsmäßigen und Willensprozesse (8) versteht, bezeichnet man als K o n s t i t u t i o n die individuelle Eigenart eines Menschen, die sich in Formen und Funktionen des Körpers, seiner Leistungs-, Widerstands- und Reaktionsfähigkeit zeigt (13). "In der heutigen Zusammenarbeit von Psychologie und Medizin hat sich die Sinngebung auf die körperlich—seelische Gesamtverfassung erweitert. Man bezieht alles ein, was durch Vererbung oder Erfahrung Bestandteil psychophysischer Grundlagen der Persönlichkeit geworden ist. Hierzu gehören auch Anfälligkeit für Krankheiten, Lebens- und Verjüngungsfähigkeit des Gesamtorganismus, schließlich alle Anlagen und Bereitschaften im Sinne körperlicher und seelischer Leistungen. "(13)

KOSMOBIOLOGISCHE PRAXIS

In den neueren psychologischen und medizinischen Lehrbüchern wird meist vermieden, auf den kosmischen Ursprung der beständigen Grundlagen hinzuweisen. Schalten wir daher nochmals zurück und versuchen wir,uns durch verschiedene Zeichnungen und Tabellen die Zusammenhänge zu veranschaulichen.

Wir waren ausgegangen von der Betrachtung YANG und YIN, in der Himmel und Erde eine Einheit bilden(Abb. 14) und sich beide Kräfte ergänzen.

Bringen wir nun Himmel und Erde, besser gesagt die Erde im Kosmos in Bewegung, so ergeben sich die beiden Hauptjahreszeiten Sommer (YANG)

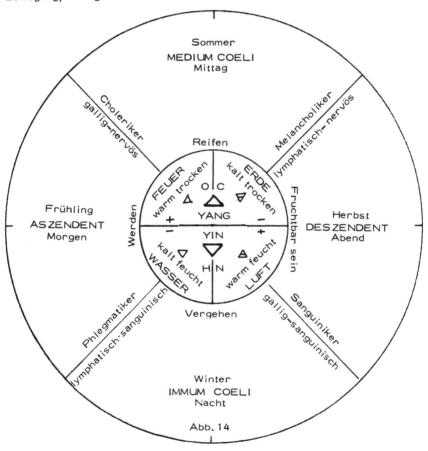

Abb. 14

und Winter (YIN), wobei der Sommer dem Prinzip des Schöpferischen, Gestaltenden und des Expansiven und der Winter dem Prinzip der Konzentration, der Erstarrung und der Ruhe entsprechen.

Nun sind wir gewöhnt, noch eine Untergliederung vorzunehmen in Frühling, Sommer, Herbst und Winter, wobei wir den Sommer nochmals in YANG und YIN, nämlich Frühling und Sommer, und den Winter ebenfalls in YANG und YIN, nämlich Herbst und Winter unterteilen können. Doch andererseits entsprechen die Jahreszeiten den vier Elementen und Temperamenten. Außerdem ergeben sich die bereits genannten Beziehungen zu den Aggregatzuständen und diese zu den chemischen Elementen. Demnach entsprechen die

Feuerzeichen Widder, Löwe, Schütze dem   Sauerstoff(O=Oxygen)
Erdzeichen Stier, Jungfrau, Steinbock dem   Kohlenstoff(C=Carbon)
Luftzeichen Zwillinge, Waage, Wassermann dem   Stickstoff (N=Nitrogen)
Wasserzeichen Krebs, Skorpion, Fische dem   Wasserstoff(H=Hydrogen)

Dr. DUZ (19) und MAX RETSCHLAG(20) bewerten jeweils das erste Zeichen der einzelnen Gruppen mit 4, das zweite mit 3, das dritte mit 2 und danach auch die wichtigsten Häuserspitzen (I, IV, VII, X, VI, XII), um auf diese Weise die Konstitution zu berechnen. Dieses System erscheint aber dem Verfasser zu willkürlich. Schon bei Anwendung der verschiedenen Häusermethoden können andere Ergebnisse herauskommen. Ausschlaggebend sind vielmehr die Gestirne in den Zeichen und in ihren Winkelbeziehungen untereinander.

Soweit der Tierkreis als Grundlage für unsere Untersuchungen in Betracht kommt, sollte man von der

Zwei - und Vierteilung des Tierkreises

ausgehen. Die erste Untersuchung sollte sich daher erstrecken auf die Verteilung der einzelnen Gestirne, des MC und des AS im Tierkreis nach der Grundeinteilung in YANG und YIN, positiv und negativ, aktiv und passiv, in männlich und weiblich, elektrisch und magnetisch, extravertiert und introvertiert(Außen- und Innenmenschen) nach Abb. 12 u. 13.

In Bezug auf die gesundheitliche Veranlagung kann man vielleicht in der Weise Schlüsse ziehen, daß die Gruppe der Außenmenschen durch ihr aktives und zuweilen impulsives Wesen mehr zu Erkrankungen neigt, die sich aus dem "Zusammenstoß" mit der Umwelt ergibt. Sie regen sich leicht auf, es "läuft ihnen die Galle über", sie werden oft unvorsichtig oder neigen zu Übertreibungen, sie sind hitzig, es "schwellen ihnen die Adern" und sie leiden oft unter fiebrigen Krankheiten.

Die andere Gruppe, die Innenmenschen, ist mehr zurückhaltend, sie "verpufft ihre Energie" nicht auf einmal sondern setzt ihre Kraft mit Ausdauer und Geduld ein, sie zeigt sich standhaft und konservativ, ist empfindlich und ärgert sich leicht. Diese Menschen "fressen eher alles in sich hinein" als daß sie energisch gegen andere vorgehen. Sie nehmen alles schwerer, verarbeiten alle Eindrücke gründlicher und intensiver. Ihre Krankheiten beruhen daher mehr darauf, daß sich Giftstoffe im Körper ansammeln oder sich Verhärtungen bilden.

Man kann nicht sagen, daß der eine Typ wertvoller ist als der andere, es kommt nur darauf an, daß jeder Mensch den Platz im Leben einnimmt, wo er seine Anlagen am besten einsetzen kann.

Wenn wir uns aber nach dieser Einteilung z. B. den Widder- und den Zwillingstyp vorstellen, die beide zu den YANG-Typen gehören, so sind beide sehr aktiv, aber jeder auf seine Art. Der Widdertyp sucht sein Ziel mehr mit angespannter Energie zu erreichen, während der Zwillingstyp auf eine viel leichtere, gelöstere Art vorankommt. Oder vergleichen wir den Wassermann- und den Fischetyp, die beide der YIN-Gruppe angehören. Der "Wassermann" ist in einer ständigen Wandlung begriffen und wartet immer wieder mit neuen Ideen auf. Der "Fisch" gibt sich dagegen mehr gelöst, besinnlich, betrachtend und erwartend.

Führen wir diese Untersuchung weiter, so unterscheiden wir die mehrfach genannten

Außenmenschen und Innenmenschen und die gepannten und gelösten Typen.

In den "Kosmischen Grundlagen unseres Lebens" ist eine ausführliche Abhandlung über diese Typen enthalten. (7). An dieser Stelle soll nur in Verbindung mit unseren bisherigen Betrachtungen folgende Übersicht gegeben werden:

SA-Typ = Gespannter Außenmensch : Widder, Löwe, Schütze
SI -Typ = Gespannter Innenmensch : Stier, Jungfrau, Steinbock, (Skorpion)
LA-Typ = Gelöster Außenmensch: Zwillinge, Waage, Wassermann
LI - Typ = Gelöster Innenmensch: Krebs, (Skorpion), Fische.

Das Zeichen Skorpion ist zweimal in Klammern gesetzt worden. Nach der historischen Auffassung gehört es zu den "Wasserzeichen". Hinsichtlich des Temperaments mehr zu den "Erdzeichen", den SI-Typen. Schon Dr. Frh. v. KLÖCKLER(21) wies darauf hin, daß der "Skorpion" eben doch ganz anders geartet ist als "Krebs" und "Fisch". Kürzlich sprach ich mit Prof. GERHARD KRÜGER darüber. Er erklärte hierzu, daß Krebs dem Quellwasser, Skorpion dem stehenden Gewässer, Fische dem Meer entspreche, daher hat der "Skorpion" mehr den beständigen und festen Charakter der realdenkenden SI-Typen. Man hat schließlich nach der Überlieferung auch den Mars dem Zeichen Skorpion zugeordnet, also einen "positiven" Planeten, während dem Zeichen Krebs der Mond und dem Zeichen Fische der Neptun -beide negative Gestirne - beigegeben wurden. Aus diesen Gründen haben wir auch beim "Kosmopsychogramm" (7) die kosmischen Faktoren im Zeichen Skorpion den SI-Typen zugeordnet.

Krankheit und Charakter

Wenn in dieser Abhandlung immer wieder die einzelnen Charaktertypen besonders hervorgehoben werden, so liegt das daran, daß Krankheit und Charakter eine Einheit bilden und sich gegenseitig beeinflussen. Wer sich bereits mit der Homöopathie befaßt hat, wird wissen, daß hier ganz bestimmte Heilmittel-Typen entwickelt wurden. Man spricht z. B. von einem " Nuxvomica-Typ"(Nux vomica = Brechnuß), der durch breiten Mund und vortretende Lippen dem Sinnengenuß zugetan ist, aber auch zu Magen- und Darmkrankheiten neigt, gespannte Gesichtszüge aufweist und leicht nervös wird. Oder man erkennt den "Phosphortyp" an seiner schlanken Statur und seinem Streben nach besten Leistungen aber mit mangelndem Interesse am Sport und praktischer Tätigkeit. Da diese homöopathische mit der kosmischen Typenlehre gut in Einklang zu bringen ist, greifen auch kosmobiologisch geschulte Ärzte gern zu homöopathischen Heilmitteln. Der Nürnberger Heilpraktiker RICHARD HERLBAUER hat schon um 1935 das kosmobiologische Heilsystem "Dulcanoster" geschaffen, und seine Erfahrungen in dem Buche "Praktische Astro-Medizin" (22)niedergelegt. Das Buch ist vergriffen, die Mittel werden nicht mehr hergestellt, weil das Interesse daran nicht groß genug war. Es ist aber auch mit Hilfe jedes anderen homöopathischen Lehrbuches möglich, die richtige Mittelwahl zu treffen.

Man sollte dabei nicht vergessen, daß es nicht der Zweck sein kann allein auf kosmobiologischer Grundlage eine Diagnose zustellen, sondern hierzu müssen auch andere medizinische Methoden zur Sicherung herangezogen werden, sondern - wie wir später sehen werden - liegt der Wert unserer Arbeit darin, zu erkennen wann eine Krankheit ausbrechen kann, wann die beste Heilungsmöglichkeit besteht, wann vielleicht mit einem Rückfall zu rechnen ist, ob es sich um eine akute Krankheit handelt oder ob sie leicht chronisch werden kann. Auch ist es notwendig, den Krankheitstyp nicht nur auf kosmischer Grundlage sondern auch durch das Auge zu erkennen. Die Krankheitsentsprechungen für die einzelnen Typen sind daher auch nur als Anhaltspunkt nicht aber als unbedingt feststehend zu betrachten.

KOSMISCHE ENTSPRECHUNGEN
ZU KRANKHEITEN UND HEILMITTELN

Temperament und Konstitution

a. Cholerisches Temperament und gallige Konstitution

Die Krankheiten haben in vielen Fällen ihren Ursprung in Störungen der Galle - und Lebertätigkeit. Wird im Körper zu viel Galle abgesondert, so erzeugt das eine erhöhte Verbrennung und dadurch Fieberneigung. Breitet sich die Galle im ganzen Körper aus, so vergiftet sie den Organismus, es kommt zu Gelbsucht, Leberschmerzen, Leberschwellung. Dabei werden oft auch Magen, Darm, Nieren, Blase in Mitleidenschaft gezogen. Es können auch nervöse Störungen auftreten, Verdauungsneurosen. Das Herz kann angegriffen werden. Zuweilen besteht auch eine Anlage zu Neuralgie, Ischias und Rheumatismus.

Um die Lebensmitte zwischen 45 und 50 Jahren ist die Möglichkeit vorhanden, daß das Temperament in das melancholische übergeht, besonders dann, wenn es nicht gelungen ist, die gestellten Ziele im Leben zu erreichen.

Krankheiten kann durch eine mehr vegetarische Diät vorgebeugt werden. Scharfe Gewürze und Alkohol sollten auf ein Mindestmaß beschränkt werden, weil solche Reizmittel das cholerische Temperament steigern und Störungen in den Verdauungsorganen hervorrufen. YIN-Nahrungsmittel bilden ein Gegengewicht gegen die starke YANG-Veranlagung. Jedes Übermaß und jede Überaktivität müssen gebremst werden.

Als Nahrungsmittel sind besonders zu empfehlen: Hafer- und Gerstenschleim, Reis, grünes Gemüse, viel Obst, wenig Milch und Eier.

Als Getränke haben sich bewährt: Mineralwasser, Wasser mit etwas Wein, Saft von Orangen, Zitronen, Johannesbeeren, Kirschen, Himbeeren.

Zur Erholung sind größere Spaziergänge und als Kuraufenthalte Gebiete mit gemäßigtem Klima richtig.

Homöopathische Mittel nach Herlbauer: Belladonna, Chelidonum, China, Hyoscyamus nig., Nux vomica, Phosphorus, Veratrum vir., Natrium nitr.

b. Melancholisches Temperament und lymphatisch-nervöse Konstitution.

Krankheitsursachen können in der Blutbeschaffenheit liegen, besonders an einem Mangel an roten Blutkörperchen, wodurch der Körper gegen Krankheiten weniger widerstandsfähig ist. Es treten leicht Schlaflosigkeit, Verdauungsstörungen, besonders Verstopfung oder Durchfall ein. Der Appetit ist unregelmäßig und schwankt zwischen Heißhunger und Appetitlosigkeit. Kopfschmerzen sind häufig, Anlage zu Hysterie und Hypochondrie. Sitzende oder bewegungsarme Tätigkeit hat bei unrichtiger Ernährung Venenentzündung und Hämorrhoiden zur Folge. Giftstoffe werden oft durch die Haut ausgeschieden. Der Hals ist empfindlich, die Mandeln können leicht eitern.

Als Nahrungsmittel sind zu empfehlen: Leicht verdauliches Fleisch, frisches Gemüse, aromatische Salate und Früchte, Honig. Wenn zu viel Magensäure vorhanden ist, sollten Mehlspeisen wegfallen, weil diese noch mehr Säure zuführen. Da die Krankheiten meisten mehr YIN-Charakter haben, ist YANG-Kost zu empfehlen.

Bei Getränken ist darauf zu achten, daß diese nicht zu stark künstlich gesüßt sind.

Zur Erholung eignet sich mehr ein kühles als ein heißes Klima.

Homöopathische Mittel nach Herlbauer: Aesculus Hippoc., Arsenicum alb., Aurum met., Calcium carn., Graphites, Ignatia, Pulsatilla, Veratrum alb.

c. Sanguinisches Temperament und gallig-sanguinische Konstitution

Die Krankheiten haben mehr einen akuten und weniger chronischen Charakter, sie ergeben sich oft aus Vollblütigkeit mit Neigung zu Nasenbluten, Blutkongestionen, Blutergüssen. Ferner können Anlagen vorhanden sein zu Entzündungen am Hals und an der Brust oder als Folge von Verletzungen. Krankheiten treten häufig auf, nehmen aber einen raschen Verlauf.

In der Ernährung sollte eine gemischte Kost bevorzugt werden, die weder zu feucht, nicht zu warm und nicht zu salzig ist. Mäßigkeit in jeder Beziehung trägt zur Erhaltung des Wohlbefindens bei. Das lebhafte Temperament verlangt zum Ausgleich YIN-Nahrung. Trockenfrüchte, Fruchtsaft, junge leichte Weine werden meist gut vertragen.
Zur Erholung können feuchte Gegenden bevorzugt werden.

Homöopathische Mittel nach Herlbauer:Acidum sulf., Aconitum, Belladonna, Hyoscyamus nig., Pulsatilla, Rhus Toc.

d. Phlegmatisches Temperament und lymphatisch-nervöse Konstitution

Krankheiten ergeben sich vorwiegend aus mangelndem Stoffwechsel, zu geringer Ausscheidungstätigkeit der Drüsen und der Haut, wobei die Ursache besonders in mangelnder Bewegung zu suchen ist. Wenn Krankheiten vernachlässigt werden, können sie chronisch werden. Es handelt sich besonders um Drüsenerkrankungen, Skrofulose, Darmkatarrh, Hautauschläge, Augenentzündungen. Das heilende Fieber setzt meistens nur langsam ein. Dadurch verzögert sich auch die Gesundung.

Die Kost sollte mehr trocken als feucht sein, es ist bei Trägheit des Körpers auch auf leichte Nahrung zu achten. Unter den Getränken sind die zu bevorzugen, die Bitterstoffe enthalten.

Um den Stoffwechsel anzuregen sind viel frische Luft, reichliche Bewegung, Abhärtung, sportliche Betätigung notwendig.

Homöopathische Mittel nach Herlbauer: Belladonna, Capsicum ann., Magnesium chlorat., Natrium carb., Natrium chlorat., Natrium sulf., Pulsatilla nigr., Abies canad., Argentum nitr., Lilium tigrum, Populus trem., Sepia, Calcium carb., Carbo anim., Carbo veg., Phosphorus, Phytolacca dec., Silicea.

Achtung: Die Heilmittel sollte man nur nach Verordnung eines Arztes oder Heilpraktikers aussuchen und anwenden.

Tierkreiszeichen - Körper - Krankheiten

In den mittelalterlichen Kalendern durfte keineswegs das A d e r l a ß m ä n n c h e n fehlen, wonach festgestellt wurde, wann im Krankheitsfalle sich der Mond in dem richtigen Zeichen befindet, um einen Aderlaß vorzunehmen. Dem nach soll also jeder Teil des menschlichen Körpers einem Tierkreiszeichen unterstehen. Im Altertum hielt man die Gestirne allein als "Krankheitserreger" oder maß den "Herren" in den einzelnen Zeichen oder auch den Dekanaten einen entsprechenden Einfluß zu. Die Zeichen-Entsprechungen haben nach meiner Erfahrung einen problematischen Wert, sie sind nicht zuverlässig genug, um sie immer zu einer Diagnose verwenden zu können. Hier ist noch sehr viel Forschungsarbeit notwendig. Die Erfahrung hat aber andererseits gezeigt, daß es einzelne Abschnitte des Tierkreises oder auch Grade gibt, die geradezu verblüffende Hinweise geben. (Siehe auch "Anatomische Entsprechungen der Tierkreisgrade")(23)Nachstehend werden die Beziehungen zwischen Zeichen, Körper und Krankheiten aufgeführt. Bei dem "sekundären Einfluß" handelt es sich jeweils um das Gegenzeichen, das zuweilen stärker in Erscheinung tritt als das Hauptzeichen. Eigentlich müßte man auch die Quadratzeichen mit in Betracht ziehen, da sich in vielen Fällen kreuzweise Beziehungen ergeben.

Zeichen	Primärer Einfl.	Sekundärer Einfl.	Krankheiten
Widder	Kopf, Gesicht, Ohren, Augen, Nerven	Nieren	Kopfschmerz, Gehirnkrankheiten, Schwindelanfälle, Epilepsie Neuralgie, Hautausschläge im Gesicht.
Stier	Hals, Kehle, Mandeln, Atmungsorgane	Sexual- und Ausscheidungsorgane Herz	Kropf, Hals- u-Mandelentzündung, Kehlkopfleiden, Diphterie, Erstickungsanfälle, Erkrankung der Ohrspeicheldrüsen und der Schilddrüse, Herzleiden.
Zwillinge	Schultern, Arme, Hände, Lunge	Oberschenkel	Lungenkrankheiten, Asthma, Bronchialkatarrh, Brüche der Arme und Beine, nervöse Störungen.

Zeichen	Primärer Einfl.	Sekundärer Einfl.	Krankheiten
Krebs	Brust, Magen, (Lunge)	Knie, Knochen, Schienbein	Magenkrankheiten, Schlucken, Aufstoßen, Sodbrennen, Wassersucht, unzureichende Peristaltik, mangelnde Tätigkeit der Lymphdrüsen, Trunksucht, Gemütsleiden
Löwe	Herz, Rücken, Rippen, Zwerchfell, Blutkreislauf	Unterschenkel Nervensystem	Herzleiden, Störungen der Blutzirkulation, Blutarmut, Aderverkalkung, Venenleiden, Ohnmachten, Rückenmarksleiden, Neurosen, (Halsleiden)
Jungfrau	Verdauungsorgane, Milz, Leber, Galle	Füße, Zehen, Lungen	Darmkrankheiten, Bauchfellentzündung, Durchfall, Verstopfung, Krankheiten der Leber und Galle, Darmgeschwüre.
Waage	Nieren, Blase, Lenden	Kopf, Gesicht, Gehör, Nerven, (Haut)	Nierenentzündung, Nierensteine, Urinverhaltung, unreines Blut, schlechte Haut, Nervenleiden, Kopfrose.
Skorpion	Geschlechts- u. Ausscheidungsorgane, Mastdarm	Nase, Hals, Kehle, Mandeln	Blasenleiden, Nierensteine, Harnverhaltung, Hautausschläge, Rheuma, Nasenpolypen u. Nasenkatarrhe, Furunkel, Neurasthenie, Geschlechtskrankheiten
Schütze	Oberschenkel, Hüftgelenk	Schultern, Arme, Lunge, Verdauungsapparat	Hüftleiden, Rheuma, Ischias, Gicht, Gehstörungen, Arteriosklerose, schlechtes Blut, Nervenleiden, Lungenkrankheiten.
Steinbock	Knie, Knochen, Schienbeine, Haut	Brust, Magen, Lunge	Hautausschläge, Kopfgrind, Gelenkrheuma, Knochen- und Gelenktuberkulose, Furunkulose, Skrofulose, Anlage zu Verhärtungen z. B. Hautverhornung.
Wassermann	Unterschenkel, Waden, Knöchel	Herz, Rücken, Blut	Knöchelbrüche, Verrenkungen, Wadenkrämpfe, Venenentzündung, Anschwellen der Beine, Krampfadern, Blutkrankheiten, Rückenmarksleiden, Gehstörungen, Herzleiden.

Zeichen	Primärer Einfl.	Sekundärer Einfl.	Krankheiten
Fische	Füsse, Zehen	Verdauungsorgane, Milz, Nerven, Lungen	Schwache Füße, Fußleiden, Erkältungskrankheiten Rheuma, Gicht, Trunksucht, Lungenkrankheiten, Skrofulose, Vergiftungen.

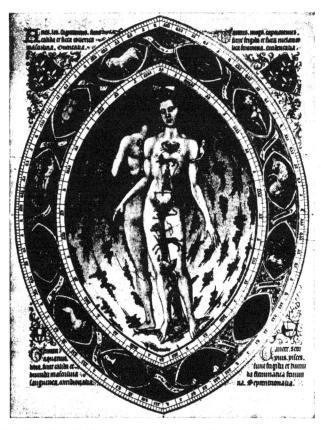

Abb. 15. Die 12 Tierkreiszeichen als Regenten des Jahres und als Beherrscher der menschlichen Körperteile. Hier handelt es sich um eine der schönsten Darstellungen dieser Art. Sie stammt aus dem Stundenbuche des Herzogs von Berry.

Gestirne - Körper - Krankheiten

Jahrzehntelange Erfahrungen haben mir bestätigt, daß die einzelnen Gestirne für die Erkrankung einzelner Organe viel ausschlaggebender sind, als die Tierkreiszeichen, in denen sie sich befinden. Von Anfang an sollte man unterscheiden zwischen den Gestirnen mit YANG- und solchen mit YIN-Charakter. Eine Unterscheidung in positive und negative Gestirne trifft nicht das Richtige.

Gestirne mit YANG-Charakter	Gestirne mit YIN - Charakter
Sonne	Mond
Mars	Venus
Jupiter	Saturn
Uranus	Neptun
Pluto	Merkur
MC	AS
	(Mondknoten)

Diese Unterscheidung wird noch klarer, wenn wir die Entsprechungen zu den Gestirnen einzeln betrachten:

Gestirne	Biologische Entsprechung	Krankheitsanlagen
Sonne	Gesundheit, Lebenskraft Herz, Kreislauf, Augen, Großhirn	Herz- und Kreislaufkrankheiten, Schwächezustände, Ohnmachten, Blutkrankheiten, Augenleiden, Skrofulose, Rachitis.
Mond	Fruchtbarkeit, Flüssigkeitshaushalt des Körpers, Blutserum, Lymphe, Magen, Schleimhäute. Kleinhirn. Psyche	Erkrankung der weiblichen Organe (ein schlecht gestellter Mond im weiblichen Kosmogramm ist kritischer als im männlichen), Magenkrankheiten, Wassersucht, Drüsenerkrankungen, Geschwüre, Geschwülste, - Gemütsleiden.
Merkur	Motorische Nerven, Sprach- Hör-Organe, Hände, Finger	Nervenstörungen, Sprachstörungen, Gehörleiden,

Gestirne	Biologische Entsprechungen	Krankheitsanlagen
Venus	Drüsen, bes. Nieren, Venen, Wangen, Mund, Haut, Blase	Drüsen-Erkrankungen, Nierenleiden, eitrige Mandeln, Blasenleiden, Zellgewebsentzündungen, Wucherungen, Frauenleiden.
Mars	Muskeln, Sehnen, Sexualfunktionen, rote Blutkörperchen, Galle	Entzündungen, Fieber, Gallenleiden, starke Blutungen, Geschlechtskrankheiten, Unfälle, Verletzungen.
Jupiter	Blut, Ernährungsfunktionen, Dickenwachstum, Leber, Galle.	Blutkrankheiten, Leber- und Gallekrankheiten, Fettleibigkeit, Selbstvergiftung durch falsche Ernährung, Zuckerkrankheit, Neigung zu Schlaganfällen.
Saturn	Knochengerüst, Gelenke, Milz, Haut, Zähne, weiße Blutkörperchen.	Stoffwechselstörungen, Ablagerung von Selbstgiften, Neigung zu Steinbildungen, Verhärtungen, Rheuma, Gicht, - Alterserscheinungen.
Uranus	Lebensrhythmus, Hirnhäute, Rückenmark, Hypophyse.	Rhythmusstörungen, Nervenleiden, Krampfzustände, Rückenmarksleiden, Unfälle, Operationen.
Neptun	Zirbeldrüse, Sonnengeflecht, - Unterbewußtsein	Erschlaffung von Organen, Lähmungen, Vergiftungen, Neigung zu medizinischen und Genußgiften und Schädigung dadurch, Bewußtseinstrübungen, eigenartige Zustände
Pluto	Noch nicht genau erforscht, körperliche Veränderungen durch Gewaltmaßnahmen oder höhere Gewalt.	Verwachsungen, Amputationen, nachteilige Operationen, Erkrankungen durch das Kollektivgeschehen, z. B. Krieg, Epidemien
Mondknoten	Entsprechungen sind nicht einwandfrei festgestellt.	

Aspekt - Verbindungen

Die Krankheitsdispositionen werden genauer bestimmt durch die Winkelbeziehungen der Gestirne untereinander. Dabei wird besonderer Wert auf die Aspekte gelegt, die sich aus der fortlaufenden Teilung des Kreises ergeben (Winkel von 0, 45, 90, 135, 180 Grad). Dabei ist es notwendig, die Entsprechungen der einzelnen Gestirne zu kombinieren, wie es jeweils auf den rechten Seiten der "KdG" (24) angegeben ist.

Die Sonne betrifft die Gesundheit im Ganzen, die Lebenskraft, den Willen zum Leben, das Herz und den Kreislauf. Tritt nun die Sonne mit einem anderen Planeten in Verbindung, so ergeben sich aus Sonne-Venus Drüsen-Krankheiten, aus Sonne-Mars Entzündungen, aus Sonne-Jupiter Blutkrankheiten, aus Sonne-Saturn Zellablagerungen, Verhärtungen, Steinbildungen, aus Sonne-Uranus Störungen des Lebensrhythmus, Herzneurosen evtl. auch Herzinfarkt, aus Sonne-Neptun Wasseransammlungen in der Zelle, Lähmungen oder Erschlaffungen, aus Sonne-Pluto ungewöhnlich schwere Leiden, Aus den Verbindungen mit dem Mond ergeben sich Krankheiten, die mit dem Flüssigkeitshaushalt des Körpers oder dem flüssigen Inhalt einzelner Organe zusammenhängen, so betrifft Mond-Venus den Inhalt der Drüsen, u. a. auch die Hormone, Mond-Mars die unbewußte Steuerung(MO) der Muskelbebewegungen z. B. Erröten und Erblassen, die Reaktion der Seele(MO) auf die Außenwelt, Mond-Jupiter betrifft die flüssigen Produkte der Leber, der Galle und der Bauchspeicheldrüse, Mond-Saturn deutet auf Hemmungen oder Störungen im Flüssigkeitshaushalt, z. B. Harn(MO)-Verhaltung(SA), Blasenleiden u. a., Mond-Uranus betrifft plötzliche Störungen in den wasserausscheidenden Organen, Koliken, Prostata-Erkrankungen, Mond-Neptun entspricht der gelähmten(NE) Durchblutung oder auch der Verwässerung des Organismus, Mond-Pluto weist auf Zusammenhänge zwischen Krankheiten und Seelenleben z. B. Schizophrenie usw. usw. Es wäre müßig, an dieser Stelle alle Beziehungen aufzuzeigen, da sie in der "KdG" enthalten sind, die als Nachschlagebuch immer gebraucht wird.

Halbsummen und Krankheiten

Die Forschungen und Erfahrungen der letzten 50 Jahre haben die Bedeutung der Halbsummen (Halbdistanzpunkte, Schnittpunkte) immer wieder bestätigt. Unter einer Halbsumme versteht man den Punkt des Tierkreises, der der halben Summe zweier Gradpositionen im Tierkreis entspricht. Wenn also z. B. Saturn in 28° Widder und Neptun in 14° Zwillinge stehen, so beträgt ihre Summe von 0° Widder aus gerechnet 28 + 74° =102°, die Halbsumme also 51° oder 21° Stier. Wenn z. B. in 21° Stier der Jupiter steht, so bezeichnet man diese Halbsumme als "Formel": Jupiter = Saturn/Neptun. Dabei handelt es sich um eine direkte Halbsumme. Eine indirekte Halbsumme ist gegeben, wenn sich vielleicht der Mars in 6° Widder befindet, dann hat er zu 21° Stier einen Abstand von 45°, d. h. Mars befindet sich im Halbquadrat zu der

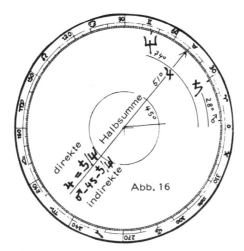

Abb. 16

Halbsumme Saturn/Neptun, man schreibt das Mars-45-Saturn/Neptun. Es hat sich aber mehrfach eingebürgert, daß auch in diesem Falle geschrieben wird Mars=Saturn/Neptun, obwohl das nicht korrekt ist. Aber die Unterscheidung der Winkelgrößen ist ziemlich hinfällig geworden, weil sich aus der Erfahrung heraus ergeben hat, daß für die Winkelbeziehungen zunächst die "Natur der Gestirne" maßgebend ist.

Die bereits genannte Halbsumme Saturn/Neptun hat sich geradezu als "Krankheitsachse" immer wieder bestätigt, während man andererseits die Halbsumme Mars/Uranus als"Operationsachse" bezeichnen kann. Dabei kommt es immer darauf an, daß eine solche Halbsumme auch im Kosmogramm "besetzt" ist oder aber durch Direktionen oder Transite ausgelöst wird.

Bei Untersuchungen denke man aber immer daran, daß die Entsprechung

Krankheit - Konstellation

immer gegeben ist, daß aber andererseits

nicht jeder Konstellation eine Krankheit

entsprechen muß.

Die Beziehungen zwischen Krankheiten und Halbsummen kann man aus der KdG (Kombination der Gestirneinflüsse) entnehmen. Es mögen aber einige Entsprechungen hervorgehoben werden. Man beachte in der KdG jeweils die rechte Seite unter "Biologische Entsprechungen", da die Krankheitsbeziehungen in den einzelnen Angaben nicht immer genannt sind.

SA = SO/VE:Krankheiten, die sich aus dem Liebesleben ergeben
NE= SO/MA:Schwäche, Krankheit

SA = SO/JU: Krankheit
NE == SO/JU: Untergrabung der Gesundheit
ME = SO/SA: Neigung zu Gehörleiden
VE = SO/SA: Krankheiten in Verbindung mit Liebes- und Eheleben
NE = SO/SA: Mangel an Lebenskraft, Schwäche
PL = SO/SA: Krankheiten durch seelische Belastung oder die Verhältnisse
MK = SO/SA: Aufenthalt im Krankenhaus
MC = SO/SA: Krankheit durch Mangel an Entfaltungsmöglichkeiten
SO = UR: Herzneurose
MA = SO/UR: Unfall, Verletzung
NE = SO/UR: Plötzliche Schwäche, mitunter beim Tode fällig
PL = SO/UR: Schweres körperliches Leiden, körperliche Behinderung
SO = NE: Schwäche, Krankheit
MO = SO/NE: Krankheit durch seelisches Leid
MO = SO/NE: Schwächung der Funktionen der weiblichen Organe
MA = SO/NE: Triebschwäche
SA = SO/NE: Schlechtes Blut, Kreislaufstörungen, seelisches Leid
UR = SO/NE: Plötzliche Schwäche, Nervosität, Krampfzustände
MK = SO/NE: Krankenhausaufenthalt
NE = SO/PL: Überempfindlichkeit, Krankheit, Märthyrertum
SA = SO/MC: Neigung zu Depressionen
SA = MO/VE: Unbefriedigtsein, Frauenleiden
UR = MO/VE: Drüsenkrankheiten, Krampfzustände, Epilepsie
NE = MO/VE: Gestörte Drüsentätigkeit
NE = MO/MA: Schwache Zeugungskraft, Infektion, Krankheit der Zeugungs-
 organe
PL = MO/MA: Periodische Störungen im weiblichen Organismus
SA = MO/JU: Leber- und Gallekrankheiten, Gallensteine
MO = SA: Störungen des Wasserhaushalts, Harnverhaltung, Blasenlei -
 den, nässende Wunden, Schleimhautdefekte, Gemütskrankhei -
 ten, Erbkrankheiten, zeitweilige Depressionen
MA = MO/SA: Entzündungskrankheiten
NE = MO/SA: Gemütskrankheiten
PL = MO/SA: Depressionen in Verbindung mit organischen Leiden
AS = MO/SA: Aufenthalt im Krankenhaus
MC = MO/SA: Sich krank fühlen
MA = MO/UR: Verletzungen, Gewaltmaßnahmen
SA = MO/UR: Plötzliche Erkrankung
MA = MO/NE: Geschwächtes Triebleben, nervöse Störungen durch unnatür-
 liches Verhalten
SA = MO/NE: Manisch-depressive Zustände, sich gehemmt oder gelähmt füh-
 len
PL = MO/NE: Hochgradige Empfindlichkeit
SA = MO/PL: Seelisches Leid, Depressionen
UR = MO/PL: Nervenleiden

NE = MO/PL: Sentimentalität, Überempfindlichkeit, Erschlaffung
UR = MO/MC: Gereiztheit, Nervosität, außergewöhnlicher seelischer Zustand
UR = ME/MA: Aufregungen, Tobsucht
UR = ME/SA: Nervenkrankheit
NE = ME/SA: Depressionen
NE = ME/UR: Nervöse Störungen
PL = ME/UR: Nervenüberreizung
SA = ME/NE: Getrübte Vorstellungen, Schwarzseherei, Empfindlichkeit
UR = ME/NE: Krampfartige Störungen in Verbindung mit Nervensystem
UR = ME/PL: Nervenüberreizung, Nervenzusammenbruch
NE = ME/PL: Nervöse Empfindlichkeit, Angstzustände
SA = ME/MC: Pessimismus, Depressionen
UR = ME/NE: Ungewöhnliche Erregbarkeit
SA = VE/MA: Krankhaftes Triebleben
UR = VE/MA: Defloration, Vergewaltigung, Unterleibsoperation
NE = VE/MA: Neigung zu Perversitäten, Krankheiten in Verbindung mit dem Liebesleben, - Blinddarmentzündung
VE = SA: Hemmungen der inneren Sekretion, Drüsenleiden
SO = VE/SA: Triebhemmungen, Drüsenleiden
MO = VE/SA: Depressionen
NE = VE/SA: Krankheit durch seelisches Leid
MC = VE/SA: Triebhemmungen
SA = VE/UR: Verzögerte oder schwierige Geburt
NE = VE/UR: Drüsenleiden, Unterleibskrankheiten
MA = VE/NE: Perversionen, Infektionen, Erkrankung der Zeugungsorgane
SA = VE/NE: Krankhafte Erotik, krank sein durch Liebesleid
UR = VE/NE: Perversionen
MA = VE/PL: Gefahr der Vergewaltigung, körperliche Eingriffe
SA = VE/MC: Unbefriedigtsein, Depressionen
NE = VE/MC: Seelisch-körperliches Leid
SA = MA/JU: Schwierigkeiten bei der Geburt
SO = MA/SA: Schwache Lebenskraft, Lebensgefahr
MO = MA/SA: Depressionen, seelisches Leid
UR = MA/SA: Plötzliche Erkrankung, Lebensgefahr
NE = MA/SA: Untergrabung der Lebenskraft durch Gift, Gas, Medikamente
PL = MA/SA: Körperliche Schäden
MC = MA/SA: Krankheit, Trauer
MA = UR: Verletzung, Unfall, Operation
SO = MA/UR: Verletzung, Unfall, Operation
MO = MA/UR: Verletzung, Operation (einer Frau)
ME = MA/UR: Nervenprobe, Nervenüberreizung, Verletzung, Operation
VE = MA/UR: Unterleibsoperation
JU = MA/UR: Erfolgreiche Operation, Glück bei Verletzungen
SA = MA/UR: Schwere Verletzung oder Operation
PL = MA/UR: Gewaltmaßnahmen erleiden

NE = MA/UR: Schwächeanfall, Infektion bei Operation oder Verletzung
MC = MA/UR: Verletzung, Unfall, Operation
SO = MA/NE: Schwache Lebenskraft, Infektion, Lebensgefahr
MO = MA/NE: Empfindlichkeit, Nervenschwäche, Infektion
ME = MA/NE: Nervenschwäche auf Grund von Genußgiften, falschen Medikamenten, Kräftemißbrauch.
VE = MA/NE: Geschwächte Zeugungskraft, Perversionen, Infektion
SA = MA/NE: Giftstoffe im Körper, Schwäche, Krankheit
UR = MA/NE: Plötzliche Lähmung, Schwächezustände, Krankheit
PL = MA/NE: Krankheit durch Schädigung, Gift, falsche Medikamente
MC = MA/NE: Schwach oder krank sein
SO = MA/PL: Verletzung durch Gewaltmaßnahmen, Unfall, Operation
MO = MA/PL: Verletzung
ME = MA/PL: Nervenüberreizung
VE = MA/PL: Defloration, Vergewaltigung, Unterleibsoperation
UR = MA/PL: Grausamkeit, Gewalttätigkeit erleben, Katastrophe
NE = MA/PL: Heimliche Schädigung, Hinterhältigkeit erleben und Krankheit dadurch, - Wasserkatastrophe
AS = MA/PL: Unfall, Lebensgefahr
MC = MA/PL: Gefahr durch höhere Gewalt, Operation, Amputation.
SO = JU/SA: Leberstörungen
UR = JU/SA: Plötzliche Erkrankung, Aussetzen des Bewußtseins
NE = JU/SA: Depressionen, schlechtes Blut, Kreislaufstörungen
JU = NE : Mehrfach Fehldiagnosen festgestellt
SO = JU/NE: Kräfteverlust
SO = SA/UR: Krankheit durch Überanstrengung
MO = SA/UR: Wechsel zwischen Erregung und Depression
ME = SA/UR: Nervenstörungen
MA = SA/UR: Verletzung, Unfall
NE = SA/UR: Nachlassen der Kräfte, Mangel an Lebenslust
SA = NE: Krankheitsachse
SO = SA/NE: Anfälligkeit für Krankheiten, körperlich-seelisches Leid
MO = SA/NE: Gemütsdepressionen, Frauenkrankheiten
ME = SA/NE: Nervenkrankheit
VE = SA/NE: Drüsenkrankheiten, gehemmte Drüsentätigkeit
MA = SA/NE: Energiemangel, geringe Lebenslust, Krankheit
JU = SA/NE: Abmagerung, Leber- oder Lungenleiden
UR = SA/NE: Plötzlich auftretende Schwäche oder Krankheit
PL = SA/NE: Schwere Krankheit, chronisches Leiden
MK = SA/NE: Krankenhausaufenthalt
MC = SA/NE: Seelisch leiden und krank sein
MA = SA/PL: Mißhandlung erleben, um sein Leben kämpfen müssen
JU = SA/PL: Schwierigkeiten durch Krankheit
UR = SA/PL: Plötzliche Eingriffe
NE = SA/PL: Krankheit durch Wasser, Gift, Gas. Nervenleiden
MO = SA/MK: Seelisches Leid durch andere, Depressionen

NE = SA/MK: Krankheit
SA = MC: "Ichkrankheiten", Verlust des Ichbewußtsein, langwierige
Leiden
SO = SA/MC: Seelisch bedrückt und krank sein
MO = SA/MC: Seelisches Leid
ME = SA/MC: Schwermut
MA = SA/MC: Mangel an Lebenskraft
SO = UR/NE:Empfindlichkeit, mangelnder Lebenswille, Krankheit
MO = UR/NE: Schwächeanfälle
MA = UR/NE: Mangel an Widerstandskraft, sich lahm gelegt fühlen
SA = UR/NE: Pessimismus
MC = UR/NE: Nervenzusammenbruch, Störungen des Bewußtseins
SO = UR/PL: Nervenüberreizung, Zusammenbruch
MA = UR/PL: Verletzung, Unfall, plötzliche Erkrankung
NE = UR/PL: Ermattung, Nervenleiden
SO = NE/PL: Empfindlicher Körper, Krankheit durch Genuß- und medizinische Gifte.
MO = NE/PL: Hochgradige Empfindlichkeit
ME = NE/PL: Nervenschwäche, Nervenkrankheit
MA = NE/PL: Energiemangel, anderen Kräften unterliegen
SA = NE/PL: Kräfteverfall, Pessimismus
UR = NE/PL: Überempfindliche Nerven
MO = NE/MC: Unter Einbildungen und Selbsttäuschungen leiden
SA = NE/MC: Krankheit als Folge von Fehlhandlungen, seelisches Leid
UR = NE/MC: Seelische Verwirrung, seelische Erkrankung
NE = PL/MC: Schwere Krankheit, in manchen Fällen Krebsleiden

Diese Aufstellung von Entsprechungen zwischen kosmischen Konstellationen und Krankheitserscheinungen soll keineswegs den Eindruck erwecken, daß man sie nach kurzer Untersuchung eines Geburtsbildes nur abzulesen. brauche. Es gibt Fälle, wo man eine verblüffende Übereinstimmung feststellen wird, aber im allgemeinen setzt sich das kosmische Krankheitsbild aus mehreren solcher Entsprechungen zusammen. Es ist daher beabsichtigt, eine umfangreiche Beispielsammlung zum Studium herauszugeben. Zunächst wird man reiches Studienmaterial in folgenden Büchern des Verfassers vorfinden:

    Anatomische Entsprechungen der Tierkreisgrade
    Gesicherte Schnelldiagnose
    Direktionen
    Lebensdiagramme
    Zeitschrift "Kosmobiologie".

DIE FESTSTELLUNG DER KRANKHEITSDISPOSITION

Wenn man die wenigen vorhandenen Lehrbücher über "Astromedizin" durchsieht, so findet man darin zwar eine Unmenge von Regeln, aber keine Anleitung, wie man ein Geburtsbild auf die darin enthaltenen Krankheitsdispositionen durcharbeitet. Wenn man auf den ersten Blick vielleicht eine bemerkenswerte Konstellation findet und dabei glaubt, bereits die maßgebende Entsprechung gefunden zu haben, kann man leicht in die Irre gehen. Es sollte das Bestreben vorhanden sein, zunächst vom Allgemeinen, vom Ganzheitsbild, auszugehen. Die Erarbeitung der Feinheiten muß zuletzt erfolgen.

Ich habe nun ein Schema aufgestellt, daß sich bei eigenen Untersuchungen bewährt hat. Die nach ihrem positiven und negativen Charakter unterschiedene Zeichenbesetzung führt zu einem ersten Überblick. Würde man nun die Positionen in den Zeichen gleich bewerten, so käme man zu falschen Ergebnissen, weil der langjährige Aufenthalt der langsamen Wandler für Generationen ein ähnliches Bild ergeben würde. Aus diesem Grunde erhalten

die langsamen Planeten Jupiter, Saturn, Uranus, Neptun, Pluto
als Wert nur 1 Punkt,
die schnellen Planeten Mars, Venus, Merkur je 2 Punkte,
die persönlichen oder individuellen Faktoren
Sonne, Mond, MC, AS 3 Punkte.

Untersuchen wir nun das Kosmogramm Abb. 17 und übertragen die Ergebnisse auf das Formular Abb. 18.

Männl. Geb. am 9.10.1898
4 h 30 m, 50° 36'n/17° 02'ö

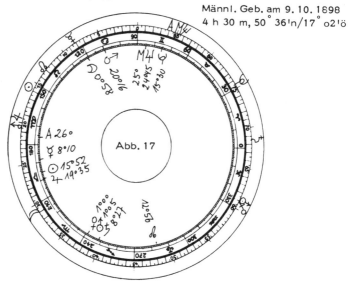

Abb. 17

KOSMOBIOLOGISCHE KRANKHEITSDISPOSITION

Name :.XY, Beamter. . . . . Krankheit Nierenkolik . . . .

Geburtstag .9.8.1898. . Geburtsstunde. 4. 30.h Geburtsort: 50°. 36. n. / 17° 02 ö.

Zeichenbesetzung:

Widder		0	Stier		0
Zwillinge	♆ ♇ MC	5	Krebs	♂	2
Löwe	☽	3	Jungfrau	AS	3
Waage	☿ ☉ ♃	6	Skorpion		0
Schütze	♀ ♅ ♄	4	Steinbock	☊	1
Wassermann		0	Fische		0

Elemente :

Feuer	7	Erde	4	(11)
Luft	11	Wasser	2	(13)
	18		6	

YANG +	18	YIN -	6

Aspekte

Sonne ☌ ♃ □ ♂ ∠ ♀ ∠ ♅		Mondknoten	
Mars □ ☉ □ ♃ ⚼ ♀		Mond ∠ ♆	
Jupiter ☌ ☉ □ ♂		Venus ☌ ♅ ∠ ☉ ⚼ ♂	
Uranus ∠ ☉ ☌ ♀		Neptun ☌ M □ A	
Pluto ∠ ☽		Saturn –	
		Merkur	
MC ☌ ♇	13	AS □ ♇	7

Halbsummen

SO = ♃/☊ = ♂/☊ = ♀ = ♅

MA = ♃ = ☽/☿ = ♀/♄ = ♄/♅

JU = ♂ = ☽/☿ = ♀/♄ = ♄/♅

UR = ☉ = ♃/☊ = ♂/☊ = ♀

PL = ♄/♇ = ♄/M = ♄/A = ☉/♀♅ = ☽

MC = ♇ = A = ☿/♄ = ♂♃/♀♅

MO = ♆ = ♄/♇ = ♄/M = ♄/A

VE = ♅ = ☉ = ♃/☊ = ♂/☊

NE = M = A = ☿/♄ = ♂♃/♀♅

SA = ♀/♆ = ♅/♆ = ☽/♃

ME = ♂/♃ = ♇/M = ☽/♆

AS = M = ♇ = ♄/☊ = ♂♃/♀♅

Bemerkungen

Abb. 18

Formular KD
Ebertin-Verlag, 708 Aalen

Wenn im Zeichen Zwillinge Pluto, Neptun und MC stehen, so werden sie mit 1+1+3 = 5 bewertet. Die Gestirne im Zeichen Waage ergeben 2 + 3 + 1 = 6.

Nach der Aufzeichnung der Zeichenbesetzung ist es nicht schwer, die Bewertung auf die Elemente zu übertragen. Dabei ergibt sich ein Verhältnis 7 : 4 : 11 : 2. Die Besetzung der Feuer- und Luftzeichen ergibt gleichzeitig 18 Punkte für YANG und 6 Punkte für YIN.

Unter den "Aspekten" sind die Gestirne ebenfalls nach ihrem positiven und negativen Charakter geordnet. Auf der linken Seite ergibt sich wieder das Übergewicht mit 13 Punkten gegenüber 7 auf der rechten Seite.

Es folgt noch eine Zusammenstellung der Halbsummen-Verbindungen, von denen die möglichen Krankheitskonstellationen durch Unterstreichung hervorgehoben sind.

Nun können wir bereits die ersten Ergebnisse zusammenfassen:

1. Es handelt sich um einen YANG-Typ, der sehr lebhaft und aktiv ist, der in gesundheitlicher Beziehung mehr zu Krankheiten neigt, die akut auftreten, die mit Fieber, plötzlichen Krampfzuständen, Koliken usw. verbunden sind.

2. Der starken Besetzung der Luftzeichen entsprechend handelt es sich um einen Sanguiniker mit einer gallig-sanguinischen Konstitution. (Siehe Seite 24). Von den Luftzeichen sind Zwillinge und Waage am stärksten besetzt. Die Krankheitsdisposition könnte einmal in der Richtung von Lungenkrankheiten und nervösen Störungen (Zwillinge) oder in Erkrankung der Nieren, Blase und Lendengegend liegen.

3. Unter den starken Aspekten treten hervor Sonne-Jupiter-Mars-Beziehungen mit dem Hinweis auf Blutkrankheiten, Kreislauf, Leber, Galle, die Venus-Uranus-Verbindung mit dem Hinweis auf Drüsen, Niere, Blase, Venen, Lebensrhythmus, die Neptun-MC-Konjunktion mit der Gefahr einer zu geringen Entfaltungsmöglichkeit oder Enttäuschungen im Beruf, woraus sich Reaktionen an den schwachen Stellen des Organismus ergeben können.

4. Aus den Halbsummen-Verbindungen ziehen wir die heraus, die besonders auf Krankheiten Bezug nehmen:

MA=VE/SA: Geschwächte Zeugungskraft, Triebhemmungen.
MA=SA/UR: Verletzung, Operationen
PL=SA/NE: Schwere Krankheit, chronisches Leiden.
PL=SA/MC: Sich im Leben schwer durchsetzen können.
PL=SA/AS: Unter Unterdrückung leiden
MC=MA/UR: Verletzung, Operation
MO=SA/NE: Gemütsdepressionen
MO=SA/MC: Seelisches Leid
SA=MO/JU: Leber - und Gallekrankheiten
ME=MA/NE: Nervenschwäche

Fassen wir das Ergebnis der Untersuchung zusammen, so kann es sich um einen YANG-Typ, einen Sanguiniker mit gallig-sanguinischer Konstitution handeln mit einer Disposition zu Nieren-, Galle- und Leberkrankheiten, wobei evtl. mit einer Operation zu rechnen ist. Wie der Kranke selbst bestätigt hat, mußte er viel unter Enttäuschungen, Verleumdungen, Zurücksetzungen (NE=MC) leiden, die als seelische Ursache der Krankheiten anzusehen sind.

Die Krankheitsdispositionen können sich allgemein nur dann auslösen, wenn sie durch Direktionen oder Transite aktiviert werden.

Dieser Grundsatz - in den meisten Lehrbüchern kaum erwähnt - ist ganz besonders wichtig, er gibt überhaupt erst den Schlüssel zu dem Krankheitsgeschehen, wie u. a. in dem Buche "Lebensdiagramme" nachgewiesen. wurde. (25)

Dabei kommt es wieder darauf an, wo sich wesentliche Aspekte oder Halbsummen bilden. Im vorliegenden Kosmogramm ergeben sich folgende wesentliche Gestirnverbindungen:

Venus-Uranus-Sonne
Jupiter - Mars
Pluto - Mond
Neptun - MC - AS

Im Lebensdiagramm können diese durch Direktionen oder Transite ausgelöst werden, oder aber die Direktionen mit diese "Komplexen" führen die Auslösung herbei.

Wir unterscheiden ein Lebensdiagramm auf Grund der Progressionen (LDP) und auf Grund der Sonnenbogendirektionen (LDS). In der Abbildung 19 sind aus dem LDP nur die maßgebenden Direktionen der langsamen Planeten in ihrem Verlauf wiedergegeben, während die Konstellationen des LDS vollständig sind.

Nun kann man beobachten, wie sich Uranus pr aus der Verbindung mit Venus und Sonne löst und auf die Verbindung Jupiter-Mars zugeht und diese um das 60. Lebensjahr aktiviert

Der Jupiter pr überschreitet zunächst den Saturn und bewegt sich - ebenso wie der Saturn - auf die Verbindung Pluto - Mond zu.

Es werden also nach und nach drei schwerwiegende Direktionen der langsamen Wandler fällig. Die Sonnenbogen-Direktionen betätigen sich vorher bereits als Auslöser.

Im Jahre 1932 begannen die Nierenkoliken, die im Kosmogramm angedeutet sind durch die Besetzung des Zeichens Waage und durch Venus Konjunktion Uranus. Sie werden ausgelöst durch Saturn v, Mars v, Jupiter v und hielten an bis 1938. Pluto v und Mond v gehen über die Saturnposition,

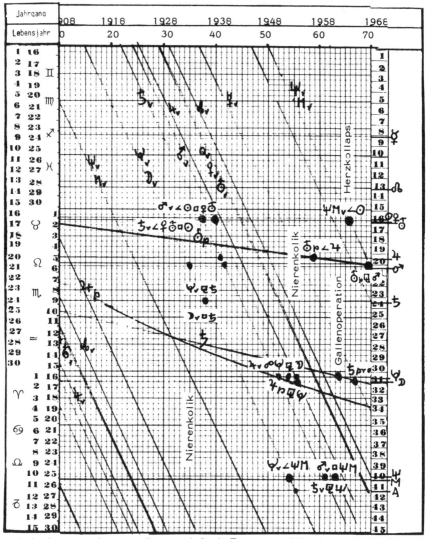

wobei wir uns erinnern müssen, daß mit Pluto v und Mond v auch die "Krankheitsachse" Saturn/Neptun mitläuft.

Eine weitere Krankheitsperiode ergab sich um 1951. Neue Anfälle von Nierenkoliken forderten einen längeren Krankenhausaufenthalt. Hier hat sich Uranus pr bereits dem Jupiter stark genähert, wobei wir daran denken müssen, daß der Jupiter mit Mars in Venus/Saturn nicht gut gestellt sind. Ferner ist der Übergang von Jupiter pr und Jupiter v über Pluto und Mond fällig geworden. Auch Pluto v über Neptun und MC ist für das Krankheitsgeschehen maßgebend.

1959 erkrankte der Mann an Gelbsucht, anschliessend war eine Gallenoperation notwendig. Uranus pr-45- Mars ist eine Operations-Konstellation. Erfahrungsgemäß entsprechen solchen Ereignissen keine minutengenauen Konstellationen, sondern man muß einen gewissen Orbis annehmen. Es werden weiter Saturn v und Mars v über Neptun und MC fällig. Für den Herzkollaps am 24.9.1962 ist bezeichnend, daß Neptun v und MC v das Halbquadrat zur Sonne(Herz) erreichen.

Die Aufstellung des Lebensdiagramms kann an dieser Stelle nur kurz behandelt werden. Wer bereits über Erfahrung und Routine verfügt, wird sich auch diese Arbeit ersparen und zu einem vereinfachten Verfahren greifen.

Nach der These, daß ein Tag einem Lebensjahr entspricht, schlägt man die Ephemeride auf und stellt fest, ob sich etwa 30 oder 40 Tage nach dem Geburtstag Beziehungen zwischen den progressiven Ständen und dem Kosmogramm ergeben. Es ist aber empfehlenswert, das Geburtsbild im 90° System aufzuzeichnen, weil man sonst die Halbquadrate und Anderthalbquadrate schwer erkennt. In unserem Beispiel kommt Uranus pr nach 30 Tagen auf etwa 3° Schütze und nähert sich dem Halbquadrat zu Jupiter und dem Anderthalbquadrat zu Mars. Saturn pr ist nach 30 Tagen in ca 12° Schütze fast in Opposition zum Pluto, die nach weiteren 30 Tagen fällig wird. Man kann also allein an Hand der Ephemeride viel erkennen, aber es ist besser, sich die Konstellationen wenigstens roh aufzuzeichnen.

Damit soll der erste Teil der "Grundlagen der kosmobiologischen Heilkunde" abgeschlossen sein. Es ist vorgesehen, weitere Abhandlungen anzuschließen über die kosmischen Entsprechungen zu Heilmitteln, statistische Untersuchungen und Lehrbeispiele. Wer an der Fortsetzung, interessiert ist, möge das Verfasser oder Verlag mitteilen.

Literatur - Verzeichnis des ersten Teils
1) Sakurazawa(Ohsawa), Das Wunder der Diätetik, Hamburg 1957
2) I. Clausnitzer, Wegweiser in die Makrobiobiotik nach Oshawa,München 1966
3) Zeitschrift"Mensch im All"(jetzt:"Kosmobiologie"), 10. Jg. April 1937
4) Dr.Leung Tit Sang, Akupunktur und Räucherung mit Moxa. München 1954
5) Siegfried Rilling,Vagus und Sympathicus in Diagnostik und Therapie, Ulm 1957
6) Jul. Jolly, Medizin(Grundriß d. Indo-arischen Philologie und Altertumskunde.
7) R. u. B. Ebertin, Die kosmischen Grundlagen unseres Lebens, Aalen 1955/56
8) Heinrich Schmidt, Philosophisches Wörterbuch, Leipzig 1934
9) Hans Lamer, Wörterbuch der Antike, Stuttgart 1933
10) Walter Kranz, Empedokles, Zürich 1949
11) S. F. Mason, Geschichte der Naturwissenschaft, Stuttgart 1961
12) Fritz Hartmann u. a., Medizin 1, Fischer-Bücherei 1959
13) Georg Anschütz, Psychologie, Hamburg 1953
14) Max Retschlag, Die Heilkunst der Geheimwissenschaft, Leipzig 1924
15) Dr. F. Asboga, Astromedizin und Astropharmazie, Aalen 1955
16) Heinrich Reich,Die kosmische Prägung des Charakters, München 1953
17) F. Schwab, Sternenmächte und Mensch, Zeulenroda 1933
18) Claudius Ptolemaeus, Tetrabiblos, übersetzt v. M. E. Winkel, Berlin 1923
19) Franz Boll, Sternglaube und Sterndeutung, Berlin 1928
20) P. Cyrill v. Krasinski, Tibetanische Medizinalphilosophie, Zürich 1953
21) Dr. Duz, Astro-Medizin und Therapeutik, Hamburg 1950
22) v. Klöckler, Astrologie als Erfahrungswissenschaft, Leipzig 1926
23) Herlbauer-Virusgo, Praktische Astromedizin, Erfurt 1935
24) Reinhold Ebertin, Anatomische Entsprechungen der Tierkreisgrade, 1959
25) Reinhold Ebertin, Kombination der Gestirneinflüsse, Aalen 1950/1961
26) Reinhold Ebertin, Lebensdiagramme, Aalen 1968.

Weitere Bücher aus dem Ebertin Verlag

Reinhold Ebertin

KOMBINATION DER GESTIRNEINFLÜSSE

10. Auflage, 304 Seiten, 60 Abbildungen, gebunden

Dieses Werk gilt seit fast 40 Jahren als führend für die Bewertung der Gestirne in den Tierkreiszeichen. Es enthält über 1100 Aussagekombinationen für alle Aspekte und die Halbsummen. Hinzu kommen die Deutungen für die Prognosen. Der Verfasser erkannte schon früh den Wert der Psychologie für die sinnvolle und verantwortungsbewußte Deutung des Geburtsbildes. Seine Interpretationen, die sich seit Jahrzehnten bewährt haben, sind deshalb geprägt von dem Gedanken, sich selbst und andere Menschen besser zu verstehen und eine Hilfe zur Lebensbewältigung zu geben. Man kann dieses Werk ohne Übertreibung als das universale Deutungsbuch bezeichnen.

Reinhold Ebertin

DIE KOSMISCHE EHE

144 Seiten, 29 Abbildungen, kartoniert

Die Aussage dieses Buches liegt vornehmlich darin, daß sich der einzelne Mensch selbst kennenlernt, die Veranlagung seines Lebenspartners richtig erfaßt und dabei erkennt, ob zwei Menschen in ihrem körperlichen, seelischen und geistigen Wesen so zueinander passen, daß sie mit einem harmonischen Zusammenleben rechnen können. DIE KOSMISCHE EHE enthält zahlreiche Geburtsbilder im Vergleich, um daraus Eheveranlagungen beurteilen zu können. Die Regeln zur Vergleichsanalyse sind von Fachleuten geprüft und als ganz vorzüglich eingestuft worden.

Ebertin Verlag · Freiburg im Breisgau

Weitere Bücher aus dem Ebertin Verlag

Reinhold Ebertin

KOSMOPSYCHOLOGIE

5. Auflage, 176 Seiten, gebunden

In diesem in seiner Art wohl einzigartigen Werk interpretiert der Verfasser die Stellung der Gestirne, des Medium cocli, des Aszendenten und des Mondknoten in den einzelnen Tierkreiszeichen. Umfangreiche statistische Arbeiten und ein psychologisch fundiertes System von Schlüsselworten geben dem Leser die Möglichkeit, die kosmische Symbolsprache in moderne Begriffe der Charakterkunde zu übersetzen. Beispielsweise lautet das Schlüsselwort für das Zeichen Stier: Sicherung; für den Mars heißt es Wille. Aus der Stellung des Mars im Zeichen Stier ergibt sich das Streben nach Sicherung des Lebensunterhaltes, das heißt der Erwerbstrieb. Der Verfasser ist ein Meister in der Prägung von sinnvollen, treffenden Deutungskombinationen.

Reinhold Ebertin

ANGEWANDTE KOSMOBIOLOGIE

Das 90°-Arbeitsgerät in der Praxis

208 Seiten, 55 Abbildungen, kartoniert

Die Kombination von üblichem 360°-Tierkreis und 90°-Rechenkreis gehört heute zur praktischen kosmobiologischen Arbeit. Wie man Aspekte, Halbsummen, Strukturbilder und Sonnenbogendirektionen erfaßt und verwertet und sie für Kindererziehung, Ehe- und Lebensberatung, klinische Fragestellung heranzieht, wird mit zahlreichen Beispielen und Abbildungen gezeigt.

Ebertin Verlag · Freiburg im Breisgau